$T.d \; ^{59}_{22}$

APERÇU RAPIDE

SUR LES PRINCIPALES FIÈVRES

QUI RÉGNENT A MARSEILLE DANS LES DIFFÉRENTES SAISONS DE L'ANNÉE,

SUR QUELQUES MALADIES CHRONIQUES

ET SUR

LE CHOLERA-MORBUS,

TANT INDIEN QU'EUROPÉEN,

AVEC L'INDICATION DES MOYENS DE S'EN PRÉSERVER;

SUIVI

D'UNE esquisse de la fièvre jaune d'Amérique qui se manifesta dans notre port en 1802, avec des notes,

ET D'UN DISCOURS SUR LA SOBRIÉTÉ;

Ouvrage mis à la portée de tout le monde, et publié par souscription, à raison de 1 franc 50 centimes l'exemplaire.

Par M. SEGAUD,

DOCTEUR EN MÉDECINE, ANCIEN MÉDECIN DES ARMÉES FRANÇAISES, MÉDECIN DES PRISONS DE MARSEILLE, L'UN DES FONDATEURS DE LA SOCIÉTÉ ROYALE DE MÉDECINE DE CETTE VILLE, MEMBRE DU CONSEIL DE SALUBRITÉ ET DU COMITÉ CENTRAL DE VACCINE DU DÉPARTEMENT DES BOUCHES-DU-RHÔNE, ET DE PLUSIEURS SOCIÉTÉS LITTÉRAIRES ET MÉDICALES, TANT RÉGNICOLES QU'ÉTRANGÈRES.

Il est plus facile de prévenir les maladies que de les guérir.

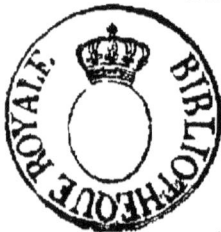

MARSEILLE.

IMPRIMERIE D'ACHARD, RUE St-FERRÉOL, N° 64.

1831.

APERÇU RAPIDE

SUR LES PRINCIPALES FIÈVRES

QUI RÈGNENT A MARSEILLE

DANS LES DIFFÉRENTES SAISONS DE L'ANNÉE,

ET SUR

QUELQUES MALADIES CHRONIQUES.

———————

La chose dont les hommes en général s'occupent le moins, c'est le soin de leur santé; ils ne connaissent l'importance de ce bien précieux que lorsqu'ils l'ont perdu, et souvent, alors qu'ils ont le bonheur de le posséder de nouveau, ingrats envers eux-mêmes, ils l'oublient encore. C'est pour les maintenir dans la voie que la nature leur a frayée, et leur répéter sans cesse que souffrir n'est pas vivre, que quelques médecins philanthropes ont écrit, en prenant pour épigraphe cet ancien adage : *dum vivimus, vivamus.*

C'est à l'imitation de ces médecins que nous publions cet ouvrage, à l'aide duquel les habitans de Marseille pourront être à même de connaître les principales fièvres qui règnent dans cette ville, dans le courant de l'année, et l'indication des moyens de s'en garantir : ce sera pour eux un guide de santé. Nous désirons qu'ils l'accueillent avec bienveillance, et qu'ils soient bien convaincus qu'en le publiant, notre but unique est de leur être utile. Nous nous estimerions heureux si nous pouvions obtenir ce résultat.

Depuis environ un demi-siècle, grâce à nos institutions publiques, les lumières se sont répandues avec rapidité dans toutes les classes de la société. Aussi on ne saurait nier qu'il n'y ait aujourd'hui, principalement dans les grandes villes, un grand nombre de personnes capables de raisonner avec justesse sur certaines sciences, autrefois le domaine exclusif de ceux qui, par état, étaient obligés de les approfondir, ou de quelques savans qui aspiraient à l'universalité des connaissances : ainsi, par exemple, tel négociant qui jadis était uniquement borné à exploiter sèchement une branche de commerce, peut actuellement discuter avec clarté sur des questions de physique ou de chimie ; on trouve la raison de cela en ce qu'il a reçu une éducation plus large que celle de ses aïeux, et qu'il est d'ailleurs né à une époque où l'émulation a fait surgir et briller toutes sortes de talens. On peut en dire autant de beaucoup de citoyens de la classe moyenne qui, consacrant leur loisir à la culture des belles lettres, donnent journellement des preuves d'un profond savoir, et qui seraient dans le cas de rivaliser avec quelques sommités littéraires du siècle dernier.

Si les uns et les autres sont intruits et montrent un désir bien prononcé d'agrandir la sphère des connaissances qui ne sont pas d'une nécessité absolue pour les diverses professions qu'ils exercent, à plus forte raison ne doivent-ils pas ignorer tout ce qui peut se rattacher à la conservation de leur santé. C'est pour leur tracer le chemin qui conduit à la possession de ce bien inapréciable que nous allons essayer de leur présenter un croquis des principales maladies auxquelles ils peuvent être exposés, avec l'indication des moyens de les prévenir.

Avant de signaler les principales fièvres qui règnent à Marseille dans les différentes saisons de l'année, il est bon que le lecteur sache qu'il y a deux sortes d'année, *l'année astronomique* et *l'année médicale*. Les astronomes, comme personne ne l'ignore, font commencer l'automne au 22 septembre, l'hiver au 22 décembre, le printems au 21 mars et l'été au 22 juin : tandis que les gens de l'art font partir l'automne médicale du 12 août, l'hiver du 12 novembre, le printems du 12 février et l'été du 12 mars. Les premiers fondent la division des saisons sur le cours du soleil, et les autres sur le caractère particulier que l'état de l'atmosphère imprime aux affections morbides.

Lorsque les saisons sont régulières, les fièvres, que l'on observe dans chacune d'elles, présentent une physionomie dont les traits sont distincts et bien dessinés. C'est ce qui, dans cet état des choses, leur fit donner anciennement le nom de *printanières*, *estivales*, *automnales* et *hivernales*.

Cette manière de diviser ainsi les fièvres, peut encore recevoir son application dans le Nord de la France, où chaque saison est bien tranchée; mais il n'en est pas de même dans la partie méridionale, surtout à Marseille, où il existe une irrégularité si frappante dans l'état de l'atmosphère, que le printems, très-souvent, se trouve confondu avec l'hiver (1), et que l'automne ne diffère de l'été que par la longueur et la fraîcheur des nuits, de sorte qu'à proprement parler les quatre saisons n'en forment que deux, l'hiver et l'été. Il n'est personne qui n'ait été dans le cas de faire cette observation. C'est pour cela que nous avons cru pouvoir diviser

(1) Nous avons vu souvent, dans le mois d'octobre, le thermomètre de *Réaumur* monter jusqu'au 20me degré, et, au mois de novembre, atteindre le 18me; dans le mois d'avril, ce même thermomètre descendre au-dessous de zéro, et, au mois de mai, à un degré et demi au-dessus.

les fièvres qui règnent ordinairement dans notre ville en *fièvres hivernales* et *fièvres estivales,* que nous désignerons sous le nom de *catarrhales* et de *bilieuses.*

FIÈVRES HIVERNALES.

Les fièvres hivernales sont ordinairement des fièvres *catarrhales* (1) : la cause principale et immédiate qui les produit est la suppression de la transpiration cutanée, ou pulmonaire, laquelle suppression détermine sympathiquement, ou autrement, une plus ou moins grande irritation, tantôt dans les membranes séreuses de la poitrine, tantôt dans la muqueuse de l'estomac et des intestins, et tantôt dans la séreuse du péritoine. Lorsque cette irritation se porte sur la poitrine, elle peut déterminer des pleurésies ou inflammations des plèvres (2), des pneumonies ou inflammation des poumons. Si elle atteint l'estomac,

---

(1) Ce mot vient du grec κατάρῥος, formé de la préposition κατα, qui veut dire en bas, et du verbe ῥέω, couler, dénomination insignifiante et qui ne présente rien à l'esprit : nous nous en servons comme étant encore généralement usitée ; mais nous espérons qu'on la bannira bientôt du langage médical.

(2) Les plèvres sont deux membranes séreuses qui revêtent les poumons et les deux côtés de la poitrine.

elle occasione une *gastrite* ou inflammation de la membrane muqueuse de cet organe ; si elle envahit les intestins elle produit une *entérite* ou inflammation de ce tube alimentaire ; enfin , si elle se jette sur le *péritoine* (1), elle donne naissance à une péritonite ou inflammation de la séreuse de cette espèce d'enveloppe.

Ces fièvres sont plus ou moins intenses selon la constitution , le tempérament , l'âge , la profession et la manière de vivre des individus qui en sont atteints: ainsi, par exemple, une légère fluxion de poitrine, chez un individu qui a cet organe faible ou mal conformé , peut avoir des suites fâcheuses , tandis qu'il n'en est pas de même à l'égard de celui qui est bien constitué.

La *gastrite* , l'*entérite* et la *péritonite* sont toujours des maladies graves, surtout lorsqu'elles surviennent chez des personnes adonnées aux boissons spiritueuses ou faisant usage d'alimens salés et épicés.

Ces différentes maladies peuvent devenir épidémiques (2) dans toute la ville ou n'envahir

(1) Le péritoine est une membrane séreuse qui couvre la surface interne des parois du bas-ventre.

(2) Le mot épidémique signifie attaque générale ou populaire d'une maladie qui dépend de quelque cause accidentelle , comme de l'altération de l'air ou des alimens.

qu'un seul quartier, ainsi que nous l'avons vu plusieurs fois : elles peuvent encore avoir un caractère contagieux.

Pendant que les fièvres hivernales règnent, d'autres maladies particulières peuvent se manifester, telles que la *rougeole* (1), la *fièvre scarlatine*, la *petite vérole*, la *coqueluche* (2), le *croup* (3), la *fièvre cérébrale* (4), et être

---

(1) Nous avons entendu quelquefois accuser des gens de l'art, de n'avoir pas connu la rougeole, cette maladie s'étant manifestée une seconde fois chez le même individu. On n'aurait pas parlé si légèrement si on eût su qu'on peut en être atteint deux fois, ainsi que nous l'avons vu nous-même. La même chose peut avoir lieu à l'égard de la petite vérole. La variole, la rougeole et la fièvre scarlatine, attaquent les enfans, les adultes et les vieillards. On a fait des essais pour inoculer ces deux dernières, mais on n'a jamais pu y réussir.

(2) La *coqueluche* n'attaque que les enfans : elle est quelquefois sporadique et quelquefois épidémique, mais jamais contagieuse ; elle ne se manifeste qu'une fois chez le même individu.

(3) Depuis quelques années le *croup* est moins fréquent à Marseille, où il ne se montre que sporadiquement ; il paraît plus souvent dans le Nord, où il devient quelquefois épidémique : il n'est contagieux nulle part.

(4) La *fièvre cérébrale* attaque indifféremment tous les âges ; cependant les enfans y sont beaucoup plus sujets que les adultes : cette maladie est le plus souvent mortelle : elle n'est nullement contagieuse.

tantôt sporadiques (1), tantôt épidémiques. Les trois premières sont contagieuses et les trois autres ne se communiquent jamais d'individu à individu : de quelque manière que ces diverses maladies se présentent, elles participent du génie de la saison, en portent toujours l'empreinte et peuvent devenir par là, plus ou moins graves.

Les fièvres catarrhales sont plus fréquentes chez les femmes, les enfans et chez les personnes qui sont sans énergie et sans activité.

Cet ouvrage étant particulièrement destiné pour les personnes étrangères à l'art de guérir, nous nous abstenons d'indiquer le traitement de ces affections morbides, faisant observer toutefois en passant, que la médication mise en usage aujourd'hui pour les combattre, est plus simple et plus directe que celle que l'on employait

---

(1) *Sporadiques, épidémiques, contagieuses* : les maladies sporadiques sont celles qui règnent indifféremment partout, en tout tems, et qui attaquent chaque personne séparément par des causes particulières, comme l'*érysipèle*, le *phlegmon*. Elles sont *épidémiques* lorsqu'elles sont communes à toutes sortes de personnes, en même tems, et dans un même lieu : elles dépendent d'une cause générale, telle est la *grippe*, qui régnait naguère à Marseille. Elles sont *contagieuses* lorsqu'elles sont susceptibles de se transmettre par le contact immédiat ou médiat, comme la petite vérole.

il y a cinquante ans. Nous nous bornerons donc
à signaler les moyens qui nous paraissent les
plus efficaces pour se garantir de ces fièvres.

On peut parvenir à se garantir des fièvres
hivernales, en ayant la précaution d'éviter tout
ce qui est dans le cas de diminuer ou de sup-
primer entièrement la transpiration cutanée
et pulmonaire, laquelle suppression peut être oc-
casionée par le passage subit d'une température
chaude à une température froide, ainsi que par
celui d'un air sec à un air humide (1) : car, il est
d'observation constante que la plupart de ces fièvres ont pour cause immédiate et déterminante,
l'une de ces impressions nuisibles. Il est facile ;
avec quelque attention, de paralyser l'effet de
ces divers changemens atmosphériques, en évi-
tant les courans d'air, et en se couvrant convenablement dans l'un et l'autre cas.

Un excellent moyen contre l'influence fà-

(1) Nous aurions désiré pouvoir déterminer quel est le
terme moyen de la sècheresse et de l'humidité de l'air à
Marseille, dans le courant de l'année, mais il nous a été
impossible de nous en assurer, notre bel observatoire
n'ayant pas d'hygromètre en permanence. Nous avons té-
moigné notre surprise à M. le Directeur de cet établissement
sur cette lacune : il nous a répondu qu'il ne croyait pas que
l'on pût obtenir des résultats exacts par les instrumens mis
ordinairement en usage pour cela, et qu'alors il était inutile
d'entreprendre un pareil travail.

cheuse que peuvent avoir le froid et l'humidité subits sur l'économie, c'est de porter constamment, pendant cette saison et jusqu'à ce que les chaleurs de l'été soient bien établies, un gilet de flanelle directement et étroitement appliqué sur la peau.

Outre les moyens que nous venons de signaler pour se préserver de ces maladies, ou du moins pour les rendre moins intenses lorsqu'on a le malheur de les contracter, nous mettons au premier rang une vie régulière, les alimens d'une bonne qualité, l'exercice du corps, la tranquillité de l'esprit et la modération en toute chose : car, nous voyons journellement dans la pratique de la médecine, que ceux qui se livrent à des excès de quelque nature qu'ils soient, courent le plus grand danger lorsqu'ils contractent ces fièvres, par la raison que, la nature, chez eux, étant épuisée par une excitation continuelle, ne peut plus seconder l'art qui souvent est lui-même impuissant, et alors, ou ils succombent, ou ils traînent une vie languissante.

Il est des précautions à prendre lorsque ces fièvres sont d'un caractère contagieux et présentent des symptômes malins; ces précautions sont les mêmes que celles que nous indiquerons à l'article choléra-morbus.

FIÈVRES ESTIVALES.

Les fièvres catarrhales dont nous venons de nous occuper, se prolongent quelquefois en été et ne disparaissent complètement que lorsque l'atmosphère est devenue régulière et que les chaleurs de l'été sont bien établies depuis quelque tems. Il survient alors une nouvelle constitution qui produit d'autres maladies. Ces maladies sont des fièvres bilieuses qui ont pour causes prédisposantes la sècheresse et la chaleur du climat, l'usage des alimens salés et irritans, tels que les viandes noires et toutes celles qui contiennent beaucoup d'*osmazome* (1), c'est-à-dire, des principes restaurans et toniques, des boissons spiritueuses : les affections morales profondes, la colère, une trop grande application à l'étude des sciences abstraites.

La cause déterminante de ces fièvres est dans l'exaltation de la bile (2) qui, quelquefois augmentée par la suppression subite des sueurs, irrite et enflamme la membrane muqueuse de l'estomac, des intestins ou de la séreuse du

---

(1) Osmazome, mot tiré du grec, qui est composé de ὀσμή odeur et ζωμός bouillon.

(2) Il y a deux sortes de bile : la bile jaune et la verte, la bile verte est plus mauvaise que la bile jaune.

péritonite, et amène une fièvre plus ou moins vive connuê sous le nom de *gastrite*, *entérite*, *péritonite*.

Les fièvres bilieuses peuvent être *sporadiques*, *épidémiques*, *contagieuses*. A Marseille, elles sont ordinairement *sporadiques*; et lorsqu'elles se présentent *épidémiquement*, ce n'est jamais que dans quelque quartier de la ville. Cela arrive quelquefois dans la partie vieille où la population est pauvre et exubérante, et où les rues sont étroites et sales. Là, nous avons vu plusieurs fois ces maladies se changer en typhus (1) et se propager par la contagion.

Si ces épidémies sont rares chez nous, cela vient sans contredit de l'heureuse situation de la ville, dont les rues, du moins celles des grands quartiers, sont larges et bien percées, et souvent balayées par le vent du nord-ouest. Sa banlieue est entourée de collines couvertes de plantes odoriférantes et balsamiques; aussi n'y voit-on jamais de fièvres intermittentes qui sont si communes dans les endroits marécageux : au contraire, le séjour dans cette ville devient un remède sûr contre ces dernières maladies.

Les fièvres estivales ainsi que les fièvres hivernales, impriment leur caractère aux autres

(1) Mot grec Τυφῶς, qui veut dire, génie malfaisant.

maladies particulières qui se présentent dans ces saisons : ainsi , en été, la *rougeole* , la *fièvre scarlatine* prennent une teinte bilieuse ; cette teinte se fait remarquer encore dans les fièvres hivernales lorsque le froid est modéré.

Les personnes les plus sujettes à contracter ces fièvres, sont celles qui ont un tempérament bilieux, lequel est caractérisé par la couleur de la peau qui est jaunâtre , par les yeux noirs et la maigreur du corps. Lorsque ces maladies deviennent contagieuses, on doit suivre les erremens consignés dans l'article *choléra-morbus*.

Les moyens qui nous paraissent les plus efficaces pour se garantir des fièvres *estivales* consistent dans l'exacte observance des règles de l'hygiène : ainsi , on sera sobre. Les alimens dont on fera usage seront la viande blanche , le poisson frais, les herbages , les fruits bien mûrs et de bonne qualité ; la boisson aux repas sera du bon vin vieux , pris avec modération et coupé quelquefois avec de l'eau. On s'abstiendra absolument des liqueurs alcooliques. Si on est habitué à prendre du café, il ne faut pas qu'il soit trop fort : on évitera toute espèce d'excès dans quelque genre que ce soit : on se baignera au moins trois fois par semaine dans de l'eau légèrement tiède et quelquefois un peu froide : on changera souvent de linge : on évitera de s'exposer

trop long-tems au soleil et de se livrer à un
exercice forcé : la tranquillité d'esprit et la gaîté
seront d'un très-grand secours contre l'invasion
de ces maladies. On prendra pour boisson ordinaire entre les repas, de la limonade fraîche
ou du sirop de groseille étendu dans de l'eau ,
et le soir une glace. On respirera un bon air ;
celui de la campagne convient beaucoup.

Tels sont , selon nous , les moyens qui
doivent contribuer pour beaucoup à se garantir
des fièvres estivales, ou du moins à les rendre
moins dangereuses.

Mais il ne suffit pas que les citoyens fassent
tous leurs efforts pour éviter de contracter ces
différentes maladies, il faut encore que de son
côté l'autorité locale veille soigneusement à écarter toutes les causes d'insalubrité qui peuvent se
présenter. Il en est plusieurs qui doivent fixer
particulièrement son attention : la première de
toutes, est celle provenant des miasmes qui
s'exhalent du port dont le curage doit être
exactement et constamment fait, spécialement
sur les bords où aboutissent les égouts de la
ville. Nous devons signaler un endroit de ce
bassin qui n'a pas été nettoyé depuis plus de
soixante ans, et duquel il vient une odeur infecte,
nous voulons parler du magasin flottant de Rive-
Neuve, où sont déposés les différens bois de

construction, et d'où il peut surgir quelque germe d'épidémie. On doit veiller encore à ce que les rues, surtout celles des vieux quartiers, soient souvent balayées, et défendre, dans toute la ville, de vider les vases de nuit et de jeter toutes autres immondices par les fenêtres : on fera visiter les réduits où sont logés les mendians et les vagabonds, et on obligera les logeurs de purifier, de tems en tems, ces endroits avec du chlorure de chaux, afin qu'il ne puisse s'y former quelque foyer d'infection : on fera vider souvent les lieux d'aisance publics et particuliers, et on exigera que cette opération ait lieu pendant la nuit. On fera disparaître *promptement* ces tas de fumier du boulevard des Dames, qui, se trouvant tout près des prisons et de la caserne des Présentines, infectent ces deux établissemens, ainsi que la partie la plus populeuse de ce quartier, principalement lorsque le vent du nord-ouest souffle.

Une chose qui peut contribuer beaucoup au développement des maladies, c'est la qualité des alimens : on s'assurera, en conséquence, qu'on ne présente jamais aux différens marchés des substances altérées : on ne permettra pas que l'on vende du fruit vert, du poisson et de la viande gâtés, comme cela arrive fort souvent ; on exigera que les ustensiles dont se servent les

charcutiers, soient bien nettoyés et souvent éta-
més. Nous ne saurions passer sous silence ce
qui concerne la nourriture la plus commune
et partant la plus essentielle à l'homme, il s'agit
de la qualité du pain : il. y a des époques où
cet aliment est préparé avec du blé en partie
avarié , et d'autres fois, quoiqu'il ne soit pas dé-
térioré, on néglige de le bien laver avant de
le moudre. On fera visiter les différentes tavernes
de la ville, pour s'assurer que le vin qu'on y
débite ne contient pas de substances nuisibles
à la santé. Enfin , on procurera du travail aux
ouvriers qui n'en ont pas : on empêchera par là,
que cette classe intéressante et malheureuse ,
souffrant de besoin , ne tombe malade et ne devienne la cause d'une épidémie quelconque.

DE QUELQUES MALADIES CHRONIQUES

OBSERVÉES A MARSEILLE ,

ET QUI Y SONT LE PLUS RÉPANDUES.

Ayant terminé ce qui concerne les principales
fièvres qui règnent à Marseille , dans les différentes saisons de l'année, nous allons dire un
mot de quelques maladies chroniques, qu'on y
observe et qui , selon nous, sont les plus fré-

quentes. Ces maladies sont : la *phthisie pulmo-naire*, les *dartres* et les *affections nerveuses.*

Phthisie pulmonaire. Cette maladie peut être héréditaire ou accidentelle : lorsqu'elle est héréditaire, elle est incurable. Le seul et unique moyen d'empêcher qu'elle ne devienne aussi commune, ce serait d'éviter de former des alliances directes avec des personnes appartenant à des parens atteints ou morts de cette maladie; mais un attachement aveugle, et quelquefois un intérêt sordide, font que l'on n'y regarde pas de si près : c'est ainsi qu'elle se propage et se perpétue dans les familles. Il serait à désirer qu'il y eût une loi qui défendît de pareilles unions. Si les règles de l'hygiène doivent être observées avec persévérance, c'est sans contredit dans cette maladie.

La phthisie pulmonaire n'est pas contagieuse : toutefois anciennement on croyait qu'elle était telle de sa nature, et beaucoup de personnes croyent encore aujourd'hui, qu'elle peut se communiquer par le contact immédiat ou médiat. La chose était poussée si loin, autrefois, qu'il suffisait d'avoir touché le cordon d'une sonnette qui avait été manié par une personne phthisique, pour qu'on le devînt soi-même, eût-on une poitrine d'Hercule, aussi s'empressait-on de brûler tout ce qui avait été à l'usage des personnes mortes de cette maladie , sans épargner même les gros meubles : ce préjugé n'est pas entièrement déraciné , et on voit encore aujourd'hui beaucoup de gens suivre cet exemple ; à la vérité , ils ne jettent pas ces effets aux flammes, mais ils les vendent , bien que les médecins expérimentés et consciencieux, ne cessent de leur dire qu'il n'y a rien à craindre de s'asseoir sur une chaise qui a servi à un phthisique , et que son linge bien lessivé et ses habits parfumés avec du chlorure de chaux , peuvent être portés sans aucun danger.

La phthisie pulmonaire héréditaire se manifeste ordinairement depuis l'âge de douze à trente six ans , rarement elle passe cette époque ; cependant on a vu des personnes plus âgées et même des vieillards en être atteints. Elle est plus commune chez les femmes que chez les hommes : sa marche est d'autant plus rapide que l'on est plus jeune.

Phthisie accidentelle. Cette phthisie peut être produite par différentes causes : elle survient quelquefois après une fluxion de poitrine : la rétropulsion d'une humeur quelconque peut la déterminer, de même que les excès commis dans différens genres. Les passions de l'âme , surtout celles qui sont concentrées; chez le sexe , une inclination contrariée , des espérances déchues, la suspension ou la cessation complète du cours périodique, avant l'époque désignée par la nature l'usage habituel du busc ou des corsets lacés qui compriment trop fortement, la poitrine, et de certaines boissons pour amincir la taille et diminuer l'embonpoint : tout cela peut l'occasioner.

Cette phthisie peut attaquer tous les âges : sa marche est plus lente que celle de la phthisie héréditaire : elle est moins dangereuse et susceptible de guérison, lorsqu'elle n'est pas trop avancée et que les poumons ne sont pas profondément lésés.

Les moyens de se garantir de la phthisie accidentelle, consistent à ne pas contracter des fluxions de poitrine, ni des rhumes qui sont ordinairement le résultat d'une transpiration supprimée ; à éviter toute espèce d'excès, à ne jamais consentir à faire disparaître par des remèdes dessicatifs, une humeur quelconque qui pourrait se manifester sur la peau : les jeunes personnes doivent se tenir en garde contre tout ce qui est dans le cas d'exalter leur imagination, et de jeter le trouble dans leur esprit. Elles doivent également ne pas faire usage du plastron, ni des corsets qui serrent trop fortement la poitrine : enfin, elles doivent éviter tout ce qui pourrait arrêter leur mois.

Dartres. Les dartres sont héréditaires ou ac-
quises. Les dartres transmises par la reproduc-
tion sont ordinairement rebelles à tous les
remèdes qu'on peut leur opposer, le seul moyen
d'empêcher leur propagation, c'est de ne pas
former d'union conjugale avec les personnes re-
connues pour en être atteintes. Les individus
qui ont le malheur d'être infectés de ces affections héréditaires, ne pouvant pas en être déli-
vrés, doivent se borner à observer les règles de
l'hygiène, surtout celles qui regardent le régime
et la propreté : pour diminuer l'irritation cutanée qui souvent les tourmente, ils doivent faire
un grand usage des lotions d'eau de son et
prendre beaucoup de bains d'eau douce légèrement tiède et quelquefois sulfurée.

Dartres accidentelles. Ces dartres sont com-
munément le résultat des maladies avortées ou
dégénérées : ainsi, elles paraissent quelquefois
à la suite de la petite vérole, de la rougeole,
de la siphilis (1), de la galle. Elles viennent
souvent de la suppression des hémorroides, de
la disparition du cours périodique, de la leucorrhée (2), et de la crise qui s'opère à l'époque du

(1) Ce mot vient du grec Σιφλὸς, contraction de σφαλὸς ;
il signifie vilain, sale, difforme, honteux : Sa véritable
acception dans le langage médical est maladie vénérienne.

(2) Ce mot vient du grec Λευκὸς, blanc et ῥέω, couler,
fleurs blanches.

retour chez les femmes : l'usage habituel du co-
quillage, les alimens salés et épicés, les boissons
alcooliques, les passions désordonnées, la mal-
propreté, l'exercice forcé, la vie trop sédentaire, les veilles prolongées, le séjour dans un
climat sec et chaud, sont tout autant de causes
occasionnelles de ces maladies.

Les dartres accidentelles sont quelquefois
difficiles à guérir : lorsque les personnes qui
en sont atteintes ont suivi un traitement conseillé par un médecin instruit et expérimenté,
elles doivent s'en tenir là, et ne pas se mettre
entre les mains des charlatans qui pourraient
détruire leur tempérament par l'emploi des remèdes violens ou dessicatifs.

Les moyens qui nous paraissent les plus efficaces contre les dartres accidentelles qui ne sont
pas le résultat d'une maladie avortée ou dégé-
nérée, sont d'observer les règles de l'hygiène
en toute chose ; - il ne faut pour cela que de la
bonne volonté.

Maladies nerveuses. Les maladies nerveuses
sont quelquefois héréditaires et quelquefois accidentelles. Lorsqu'elles sont héréditaires et
qu'elles sont parvenues au plus haut degré, elles
sont ordinairement incurables. On ne connaît
d'autres moyens pour en empêcher la propagation
que celui de ne pas s'unir avec des personnes qui

en sont affectées : il est vrai que lorsque cela a lieu à l'insçu d'une des parties contractantes, la loi est là pour dissoudre une pareille union.

Les affections nerveuses accidentelles ont pour causes principales les peines morales, résultant d'un amour malheureux, d'un espoir déçu, d'un changement subit de position sociale provenant d'un renversement de fortune ou de la perte d'un emploi ; d'une ambition démesurée, des opinions religieuses ou politiques outrées ; de la jalousie, de la passion du jeu ; d'une grande dissipation ; de l'abus des plaisirs; de l'usage immodéré d'alimens irritans, des boissons alcooliques, de la disparition d'une humeur cutanée, ou d'une leucorrhée chez les femmes, ainsi que la suspension ou la cessation de leurs menstrues. Un tempérament doué d'une sensibilité exquise, une vie sédentaire, les travaux du cabinet, un climat sec et chaud, sont tout autant de causes prédisposantes à ces affections.

La guérison de ces maladies est souvent au-dessus du pouvoir de la médecine. Aussi la regarde-t-on comme l'écueil de l'art et le fléau des médecins. Les personnes qui en sont travaillées se tourmentent continuellement elles-mêmes et désolent tous ceux qui les entourent, tellement que bien souvent on finit par ne plus les plaindre, et on va même jusqu'à rire de leur état : On a grand tort ; parce qu'elles souffrent réellement quoiqu'elles ne présentent pas des signes extérieurs qui annoncent leur douleur.

Tous les âges et toutes les conditions peuvent être atteints de ces maladies. Les femmes y sont plus sujettes que les hommes, à cause de leur organisation particulière et de leur extrême sensibilité. Il paraît que ces affections sont plus fréquentes depuis nos troubles politiques qu'elles ne l'étaient auparavant.

Les moyens de prévenir les affections nerveuses accidentelles, sont d'éviter tout ce qui pourrait porter le trouble dans l'économie et déranger l'harmonie qui doit exister entre les facultés physiques et les facultés morales, harmonie sans laquelle il n'y a point de santé : ainsi, on doit, autant qu'on le peut, ne pas grossir les objets, qu'ils soient hideux, ou agréables ; il ne faut pas voir un géant dans un pigmée, ni un ange dans un diable. On évitera toutes les occasions qui pourraient jeter du noir dans l'âme, surtout la colère, la jalousie et tout ce qui peut soulever les passions : on ne fera aucun excès, même dans le bien ; on recherchera les sociétés gaies et agréables ; on fuira la solitude : on ne s'occupera jamais d'objets trop sérieux et trop monotones : si on aime la lecture, on choisira de préférence les sujets qui amusent et recréent l'esprit.

Quant aux facultés physiques, il faut fortifier le corps par un exercice modéré, respirer un air pur, changer de climat lorsque le cas l'exige, se nourrir d'alimens sains et légers, s'abstenir des boissons spiritueuses, se sévrer du café, ou si on ne peut pas en perdre l'habitude en prendre rarement; se baigner de tems en tems, éviter les impressions subites du froid, ne pas s'exposer à l'humidité, ouvrir un exutoire, si besoin en est, faire souvent des frictions sur la peau avec une brosse dite humaine, et porter, lorsqu'on le peut, un corset de flanelle sur la chair ; faire le moins de remèdes possibles, et fuir les guérisseurs avec leurs arcanes.

Ici se termine notre aperçu sur les principales fièvres qui règnent à Marseille, dans les différentes saisons de l'année, ainsi que sur quelques maladies chroniques dominantes. L'opinion que nous avons émise sur l'existence des unes et des autres, est fondée sur une pratique assez étendue de trente-cinq ans, qui nous a fourni les observations que nous venons de faire relativement à ces diverses affections morbides..

DU CHOLÉRA-MORBUS (1).

On distingue deux sortes de choléra-morbus, le choléra-morbus indien et le choléra-morbus européen; quoique ces deux sortes de choléra soient de même nature, puisque l'un et l'autre proviennent d'une grande irritation nerveuse de l'estomac et des intestins, ils diffèrent toutefois entre eux par la gravité des symptômes. Le choléra d'Europe, en général, a souvent une terminaison heureuse, tandis que celui des Indes est presque toujours mortel.

Les causes qui produisent le choléra indien, sont la chaleur excessive et permanente qu'on éprouve dans ces climats durant le jour, et la rosée abondante qui tombe pendant la nuit, laquelle rosée amène une fraîcheur considérable. Ajoutez à cela l'influence du régime de ces peuples, qui est très-excitant, et qui, par conséquent, leur donne une prédisposition à contracter cette maladie : il n'en est pas de même en Europe, où la chaleur est plus modérée et les

_____

(1) *Choléra-morbus* est un mot hybride, d'origine grecque et latine la partie grecque de ce mot est composée du substantif χολη qui signifie bile, et du verbe ρεω qui veut dire couler : le mot latin *morbus* veut dire maladie.

nuits moins humides et moins fraîches : la manière de vivre des Européens est moins irri-
tante.

Aux Indes, le choléra est endémique (1), souvent épidémique et presque toujours contagieux :
il n'en est pas de même en Europe, où il n'est
ordinairement que sporadique , c'est-à-dire ,
qu'il n'attaque que quelques personnes et qu'il
ne dépend pas d'une cause générale.

Relativement à la contagion du choléra européen , nous n'avons aucun exemple qui prouve
qu'on l'ait pris par le contact immédiat ou médiat des malades qui en étaient atteints , ou des
objets qui servaient à leur usage dans leur maladie.

Tous les médecins ne sont pas d'accord sur
la contagion du choléra indien, qui s'est ma-
nifesté depuis quelque tems dans plusieurs parties du nord de l'Europe. Un médecin russe
a adressé à l'académie royale de médecine de
Paris , un grand nombre d'observations sur le
choléra de Moskou , par lesquelles il prouve que
cette maladie n'est pas contagieuse : il pense que
ce n'est qu'un simple *typhus*, précédé quelquefois de vomissement et souvent de diarrhée :

(1) Endémique du grec ἰνδήμιος, qui veut dire maladie
particulière à un peuple , comme le goître dans les Alpes.

d'autres médecins de la même nation, ainsi que ceux de *Pologne*, de *Prusse* et d'*Autriche*, qui ont vu cette maladie, soutiennent qu'elle est éminemment contagieuse. Pour prononcer sur un sujet aussi délicat, attendons le rapport que feront bientôt sur la nature et le caractère de cette affection morbide, les médecins que notre gouvernement a envoyés sur les lieux qu'elle ravage si cruellement.

Telle est la différence qu'il y a entre le choléra-morbus indien, qui a fait et qui fait encore des ravages dans le nord de l'Europe, et celui qui se présente quelquefois à Marseille : ce dernier ne doit nous inspirer aucune crainte. Mais en est-il de même du premier ? nous croyons pouvoir répondre affirmativement. Les alarmes que le public manifeste sur l'apparition prochaine de ce fléau de l'espèce humaine, sont chimériques selon nous, ou du moins très-exagérées. Les personnes qui savent apprécier les choses à leur juste valeur seront de notre avis sur ce point : en effet, comment est-il possible que cette maladie que l'on fait voyager avec tant de rapidité, et quelquefois si gratuitement, parcourant facilement plusieurs centaines de lieues, vienne nous atteindre ? Cela nous paraît extrêmement difficile : voyons quelles sont les voies par lesquelles elle pourrait parvenir jusqu'à nous ; serait-ce

par mer qu'elle arriverait ? Mais nous avons un
boulevard insurmontable, et qu'elle ne saurait
franchir, le Lazaret est là pour l'arrêter. N'a-t-il
pas souvent étouffé, dans son enceinte, la peste
apportée du Levant ou d'ailleurs ? Sentinelle
vigilante de la santé publique, l'administration
qui dirige cet établissement, et dont les lumières
égalent l'expérience, est un sûr garant de ce que
nous avançons. Que l'on cesse donc d'avoir des
craintes sur l'introduction de cette affection
morbide, chez nous, par mer. Reposons-nous entièrement à cet égard sur la prudence et la
sagesse de notre Intendance sanitaire. Pourrait-
elle nous être apportée par terre ? nous ne le
pensons pas non plus, à moins qu'elle ne vînt
dans un ballon. L'éloignement qu'il y a entre
nous et les lieux où elle se trouve, et les moyens
que prend notre gouvernement pour qu'elle ne
dépasse pas nos frontières, tout cela doit nous
rassurer. Des Lazarets sont déjà établis sur divers points, pour mettre en quarantaine tous
les voyageurs qui, venant des pays infectés
pour se rendre en France, peuvent être suspectés
d'avoir communiqué avec des personnes qui
ont eu la maladie.

Mais, dira-t-on, il est bien possible que quelque individu contaminé, trompant la vigilance
de nos établissemens sanitaires, ne se glisse ina-

perçu, et entre en France escorté de ce terrible ennemi du genre humain. En admettant même cette possibilité, nous croyons que cette maladie s'y propagerait très-difficilement, par la raison que notre climat lui étant contraire, affaiblirait sa nature et changerait son caractère; semblable à certaines plantes qui viennent des contrées où elle prend naissance, et que l'on cherche vainement à naturaliser chez nous, elle languirait, s'étiolerait et mourait de *nostalgie*; ainsi que cela eut lieu à l'égard de la fièvre jaune importée dans notre ville, et que nous fûmes appelé à traiter en 1802.

Ce qui doit encore nous rassurer sur le danger de cette maladie, c'est que notre gouvernement, étant en paix avec tous ses voisins, n'a pas à redouter les grandes épidémies qui, en état de guerre, suivent ordinairement les armées, et peuvent agraver une maladie déja existante; ainsi que cela est arrivé en Russie et en Pologne.

D'un autre côté, la manière de vivre des Français, leurs mœurs et la propreté qui leur est naturelle, s'opposent à ce que la maladie en question puisse prendre racine chez eux et encore moins à Marseille, où nous avons le grand *chasse-miasme*, le purificateur de nos maisons et de nos rues, le vent du nord-ouest qui nous visite souvent.

D'après ce qui vient d'être dit, sur le choléra-morbus, tant européen qu'indien, et les explications que nous avons données sur l'un et sur l'autre, on doit être convaincu que le premier, par sa rareté et sa non contagion, n'est pas à craindre, et que l'autre, féroce de sa nature, et dangereux par la facilité avec laquelle il se propage, dans les grandes populations, nous atteindra très-difficilement et pourra encore moins s'aclimater chez nous.

Quoique nous soyons persuadé que le choléra-morbus, qui fait tant de bruit dans le monde entier, ne parviendra pas jusqu'à nous, et que nos prévisions ne seront pas en défaut, toutefois nous allons indiquer succinctement les moyens de s'en préserver au cas que nos espérances fussent déçues. En pareille occurrence, il faudrait agir comme lorsqu'il existe une maladie grave, réputée contagieuse. On commencerait par observer strictement les règles de l'hygiène : car il y aurait du danger de les enfreindre ; ainsi, on serait sobre dans le boire et le marger : les alimens seraient plutôt pris du règne animal que du règne végétal : ceux tirés du premier règne ne devraient pas être irritans et devraient contenir le moins possible d'*osmazome*, tels les viandes blanches. Les alimens tirés du second règne seraient choisis parmi ceux qui passent pour être les plus fondans et les plus légers..

A l'égard des boissons , on ferait usage aux repas du bon vin, vieux léger ; les liqueurs alcooliques seraient mises de côté , ainsi que le café. Dans le courant du jour , et lorsque la digestion serait faite , les boissons aigrelettes conviendraient beaucoup, telle que la limonade légère ou le sirop de groseille étendu dans de l'eau de fontaine.

La propreté, en pareil cas , est une chose essentielle, ainsi que tout ce qui peut fortifier l'organe de la peau. Il faudrait donc se baigner de tems en tems, et faire tous les jours des frictions sèches, avec un morceau de flanelle ou avec une brosse, dite humaine. Par ce dernier moyen, les pores acquérant de la force , s'opposeraient plus facilement à l'introduction du miasme : on changerait souvent de linge et on donnerait la préférence aux chemises de toile, celles de laine et de coton ayant la propriété d'absorber et de retenir avec plus de facilité les matières qui peuvent résulter d'une atmosphère viciée. Dans les cas graves, on ferait bien de mettre par-dessus l'habillement ordinaire, un fourreau de toile cirée ou de taffetas gommé. On prendrait, soir et matin, un verre d'infusion de fleurs de tilleul , dans lequel on mettrait six

5

gouttes d'*huile de cajeput*, et trois gouttes de *laudanum*, et que l'on édulcorerait avec du sirop de gomme. On tiendrait dans la bouche quelque plante aromatique reconnue avoir la propriété de donner du ton à la membrane muqueuse bucale.

Il est encore deux autres moyens excellens pour se préserver de la contagion de cette maladie; ces moyens sont, le chlorure de chaux et la ventilation : le cas échéant, on se contenterait de mettre en usage le premier, dans les appartemens qui ont des fenêtres larges et à hauteur d'appui, et on emploîrait l'un et l'autre, dans ceux qui ont des ouvertures étroites et élevées : on se laverait souvent les mains avec de l'eau chlorurée, et on parfumerait les habits avec les vapeurs provenant de cette substance.

Aux différens moyens déjà indiqués, on devrait joindre l'exercice modéré du corps fait en plein air, à la campagne, dans un jardin ou dans des promenades complantées d'arbres : on éviterait d'aller dans les maisons où il y aurait des personnes atteintes de la maladie.

Le calme de l'âme, la gaîté et le courage sont trois préservatifs auxiliaires dans les maladies contagieuses quelconques : aussi a-t-on reconnu que les personnes qui s'agitent facilement, qui sont tristes ou pusillanimes, sont plus susceptibles d'être atteintes de ces maladies, que celles qui sout tranquilles, d'un caractère joyeux, et qui ne s'effraient pas aisément. Heureux donc ceux qui, dans le cas que le choléra indien vînt à Marseille, possèderaient ces qualités.

Quoique nous ayons dit que nous ne parlerions pas du traitement à employer dans les maladies qui paraissent ordinairement à Marseille, néanmoins nous avons cru convenable de dire un mot de celui du choléra-morbus indien, au cas que cette maladie fît irruption chez nous.

Le choléra essentiel, étant souvent épidémique dans diverses parties de l'Inde, et rien ne prouvant d'une manière sûre qu'il se soit jamais montré tel en Europe, il n'y a donc absolument que les médecins qui l'ont vu et traité sur les lieux où il prend naissance, qui puissent nous fournir des notions exactes sur les remèdes qui lui conviennent le mieux: c'est pourquoi, nous nous sommes informé quels pouvaient être les gens de l'art, qui seraient dans le cas de nous donner ces renseignemens, et nous avons été assez heureux de les obtenir du docteur anglais *Strange* : ce médecin peut parler avec connaissance de cause sur ce sujet; puisqu'il a vu et traité deux épidémies du choléra essentiel, savoir, une au *Bengale*, en 1825, et l'autre, en

Chine, en 1827 : voici quels sont les remèdes que l'on administrait généralement dans ces deux épidémies.

REMÈDES EXTERNES.

Les remèdes externes, étaient la saignée, les bains chauds, les embrocations faites sur la région épigastrique avec de l'ammoniac liquide, ou l'application d'un sinapisme sur cette région. Mais le docteur *Strange*, ayant observé que la saignée et les bains chauds ordonnés par d'autres médecins étaient nuisibles, s'en est abstenu entièrement. Les sudorifiques étaient administrés au moyen d'une enveloppe dont on entourait les malades, et sous laquelle on faisait passer, à travers un tuyau convenable, du calorique produit par l'esprit de vin qui brûlait jusqu'à ce que les sueurs fussent bien établies.

REMÈDES INTERNES.

Les remèdes internes étaient l'émétique, le calomel à la dose de dix grains, avec un ou deux grains d'opium que l'on faisait prendre aux malades chaque demi-heure ou chaque heure : l'éther avec du laudanum ou de l'acétate de morphine; l'éther avec de l'eau-de-vie; le musc, le camphre.

Relativement à l'émétique, il ne convenait que dans le cas où le choléra était précédé d'un ou de deux jours d'une diarrhée aqueuse sans douleur ; alors, il produisait un très-bon effet donné à la dose de six grains ; mais presque tous les malades qui, ayant cette diarrhée, ne prenaient pas ce remède, et restaient plus de deux jours sans être secourus, périssaient vingt-quatre ou quarante-huit heures après l'invasion du choléra.

Si malheureusement le choléra-morbus essentiel venait à se manifester à Marseille, le traitement que nous venons de communiquer exigerait certaine modification dans les remèdes qui le composent, à cause de la différence de notre climat et de notre manière de vivre.

MOYENS DE SE GARANTIR

DU CHOLÉRA-MORBUS,

QUI, PAR FOIS, SE MANIFESTE A MARSEILLE.

Le choléra-morbus, étant le résultat d'une grande irritation nerveuse de l'estomac et des intestins, il est évident que tout ce qui tend à produire cette irritation peut le déterminer et le rendre plus ou moins grave : aussi ne paraît-il, ordinairement, qu'au cœur de l'été : parce qu'alors la chaleur, surtout quand elle est forte, imprimant sur les systèmes respiratoire et cutané, une irritation qui se réfléchit sympathiquement sur l'estomac et les intestins, peut devenir une cause occasionnelle de cette maladie : il convient donc pour paralyser l'effet nuisible de cette cause, de faire usage de bains tièdes et quelquefois un peu froids, afin d'absorber une partie du calorique qui s'introduit par la bouche et par les pores de la peau, et calmer, en même tems, le système nerveux : il faut encore, pendant cette époque de l'année, être plus sobre qu'à l'ordinaire, s'abstenir de l'usage d'alimens irritans, ainsi que de ceux réputés lourds et indigestes, tirés tant du règne animal que du règne végétal : les vins acides ou doux ne conviennent pas : les boissons froides, lorsque le corps est en sueur, peuvent provoquer cette maladie. On doit encore éviter soigneusement le passage subit d'une température chaude (1) à une température très-fraîche, ce qui arrive souvent à Marseille, même au mois d'août. On pourra modifier ce changement subit de l'atmosphère en se couvrant un peu plus. Les passions de l'âme, telles que la colère, les chagrins violens peuvent également contribuer pour beaucoup au développement de cette maladie.

Les femmes étant très-impressionnables et douées d'une sensibilité exquise, sont plus sujettes au choléra-morbus que les hommes ; et parmi ceux-ci, ceux qui ont un tempérament bilieux et très-irritable, ainsi que ceux qui sont gros mangeurs : les enfans sont rarement atteints de cette maladie.

---

(1) Cette transition de l'atmosphère à Marseille, est si subite et si frappante, que nous avons vu quelquefois au milieu de la canicule, le thermomètre, étant au 25me degré, descendre, dans l'espace de douze heures, jusqu'au 15me ; comme au mois de janvier, du 4me degré au-dessous de zéro, monter, dans le même espace de tems, jusqu'au 6me.

ESQUISSE

DE

LA FIÈVRE JAUNE D'AMÉRIQUE

QUI SE MANIFESTA

DANS LE PORT DE MARSEILLE

EN 1802.

—

Avant de rapporter cet événement mémorable et qui fit tant de bruit dans toute l'Europe, nous croyons convenable de prévenir le lecteur, que comme il y a deux sortes de choléra-morbus, il y a aussi deux sortes de fièvre jaune, la fièvre jaune d'Europe et la fièvre jaune d'Amérique. La première se montre presque toujours sporadiquement, elle est souvent mortelle, mais jamais contagieuse; l'autre est quelquefois épidémique, elle présente des symptômes plus graves, est plus meurtrière, et se termine plus promptement: les médecins ont été long-tems divisés sur la nature de cette maladie; les uns ont soutenu et soutiennent encore, qu'elle n'est jamais contagieuse; les autres prétentent, d'une manière absolue, qu'elle l'est dans tous les cas. Selon nous, les deux partis poussent la chose trop loin. Nous pensons que lorsqu'elle règne épidémiquement, elle peut, quelquefois, se communiquer par contagion, ainsi que cela a lieu dans toute fièvre intense qui attaque un grand nombre d'individus à-la-fois; mais, en général, on peut avancer, sans craindre d'être contredit par les médecins instruits, désintéressés et de bonnefoi, que cela est assez rare et n'arrive presque jamais, lorsque les malades sont traités séparément les uns des autres, dans des endroits bien aérés, spacieux et propres, et que les personnes qui communiquent avec eux, observent les règles de l'hygiène. Cette opinion de la non contagion de la fièvre jaune est tellement accréditée aux Etats-Unis, qu'il est fort peu (1) de médecins, dans ces contrées-là, qui ne la partagent pas. Ces explications données, nous allons nous hâter de présenter notre narration.

Vers le commencement du mois d'août de l'an 1802, arriva à Marseille le vaisseau américain appelé *la Colombia*; après avoir fait la quarantaine d'usage, et ne paraissant avoir au-

(1) Notre ami le savant et infatigable docteur *Chervin*, qui a fait des excursions dans l'ancien et le nouveau monde, pour constater par des recherches exactes, le caractère de la fièvre jaune, nous a assuré que dans les Etats-Unis d'Amérique, où cette maladie se présente très-souvent, il n'y a que les médecins attachés aux Lazarets qui soient contagionistes.

cun malade à bord, on lui permit de communiquer avec la terre : le jour même de sa sortie de quarantaine, nous fûmes appelé pour visiter le capitaine en second, que nous jugeâmes être atteint d'une maladie grave : nous fîmes transporter le malade dans une maison particulière et nous provoquâmes une consultation qui décida que cette affection morbide était une fièvre bilieuse très-intense ; le malade mourut du sixième au septième jour. Le lendemain, un autre officier tomba malade ; nous fûmes mandé : son état nous présenta des symptômes alarmans. Une autre consultation eut lieu : dans le rapport que nous fîmes aux consultans, nous dîmes un mot sur la ressemblance que cette maladie paraissait avoir avec la fièvre jaune d'Amérique. On décida que c'était une maladie de la saison : le malade succomba du sixième au septième jour : trois jours après la mort de ce second officier, un matelot se plaignit : nous le visitâmes et nous reconnûmes les signes qui annonçaient le *typhus ictéroïde :* nous demandâmes une consultation plus nombreuse, elle eut lieu : alors unanimité d'opinion des consultans, qui décidèrent que ce troisième malade était effectivement atteint de la fièvre jaune d'Amérique. L'élite des praticiens de cette époque, ayant constaté la nature et le caractère de cette maladie, et étant bien persuadés, *alors* (1) *,* qu'elle était contagieuse, délibérèrent sur la conduite qu'il fallait tenir en pareille occurrence : il fut arrêté de donner connaissance à M. *Charles-Delacroix ,*

(1) La question de la *contagion* et de la non *contagion* de la fièvre jaune d'Amérique, était à-peine soulevée en Europe, que la plupart des médecins français, à cette époque, se montraient pour l'affirmative. A Marseille, il y avait unité d'opinion sur ce point, non seulement chez les gens de l'art, mais encore dans le public. Les autorités locales considéraient la présence de cette maladie en ville, comme un événement si funeste pour le reste de la France et pour l'Europe entière, qu'elles menacèrent du château d'If le médecin qui avait traité secrètement un des malades atteints de cette affection, ainsi qu'on le verra plus bas. Un des consultans était tellement convaincu que cette maladie pouvait se communiquer, qu'il avait fait des dispositions pour quitter Marseille ; cependant, voyant qu'elle avait borné ses ravages à l'équipage de la *Colombia*, il ne fit point usage du passeport qu'il avait déjà dans la poche.

Cette opinion s'est même étendue ensuite jusqu'à la fièvre jaune d'Europe, et d'une manière remarquable, dans un cas particulier ; voici le fait : En 1818 Mme *Odrax,* femme d'un chirugien habile, fut atteinte de cette maladie ; nous fûmes chargé de lui donner nos soins : l'administration des hospices d'alors ayant appris cela, défendit à notre épouse l'entrée de l'hôtel-dieu, où elle allait souvent consoler les malades, par la seule raison que nous pouvions lui communiquer la fièvre jaune, et qu'à son tour elle serait dans le cas de la transmettre aux malades de l'hôpital : *risum teneatis amici.* M. Campou aîné, qui faisait partie de cette administration, peut attester le fait : ce fut lui qui fit rapporter cette délibération.

★

alors préfet du département , de ce qui se passait , et de lui faire part des craintes que l'on avait sur la contagion de cette maladie. Ce sage magistrat fit remettre de suite le bâtiment en quarantaine , et envoya au Lazaret ce troisième malade dont l'affection morbide se termina heureusement du onzième au douzième jour : il prit ensuite un arrêté par lequel nous fûmes chargé de visiter journellement les maisons où les deux officiers étaient morts, ainsi que les autres lieux que pouvaient avoir fréquentés les personnes de l'équipage : ces visites exactement faites n'amenèrent aucun mauvais résultat.

Au bout d'une dixaine de jours , l'Intendance sanitaire, ayant consulté ses médecins pour savoir si l'on pouvait, sans danger , permettre la libre pratique à ce bâtiment, dont le reste de l'équipage paraissait être bien portant , il fut répondu affirmativement , et le voilà sorti de quarantaine une seconde fois. Le jour même de cette sortie , un autre matelot tomba malade ; il fut traité à terre *secrètement* et mourut du sixième au septième jour (1) de la maladie. M. le préfet , instruit par nous de cet événement , ordonna que le bâtiment serait remis en quaran-

(1) C'est ordinairement dans cet espace de tems que cette maladie se termine aux Antilles, lorsqu'elle est mortelle : cependant il arrive quelquefois qu'elle tue en quelques heures·

taine une seconde fois, que l'ouverture du cadavre serait faite en présence de tous les
médecins qui avaient fait partie des diverses
consultations, et qu'ils lui communiqueraient ,
par un rapport écrit, leur opinion sur la nature
et le caractère de cette maladie : en attendant, il
fit mettre en quarantaine toutes les personnes
qui habitaient les maisons où étaient morts les
deux officiers et le matelot.

A la fin du même jour de la seconde remise
en quarantaine (1) du bâtiment, un autre ma-

(1) Ces deux remises en quarantaine, n'auraient pas eu
lieu, si la première fois, avant d'accorder au bâtiment la
libre pratique, on eût examiné scrupuleusement tout
l'équipage : mais ce soin étant confié à un garde de santé
illitéré et sans aucune connaissance, on ne doit pas être
étonné qu'il ne s'aperçut pas de l'état dans lequel se trou-
vait le premier officier, qui, pour ne pas prolonger la quarantaine, se présenta, avec assurance, sur le pont, quoique
bien malade.

Cet événement nous frappa et nous fit faire de sérieuses
réflexions sur les inconvéniens graves qui pourraient résulter pour la santé publique, si la chose continuait ainsi,
nous profitâmes de cette occasion pour présenter un mé-
moire à M. le préfet, dans lequel nous prouvâmes que cette
partie du service de santé, était extrêmement vicieuse, et
dans le cas de compromettre la santé publique ; qu'il fallait
la confier à un homme de l'art, qui examinerait attentive-
ment et avec connaissance de cause, toutes les personnes
qui se trouveraient sur les bâtimens quarantenaires, avant
leur mise en libre pratique, et que par ce moyen, il se-

telot tomba malade, il fut transporté au Lazaret: tous les rapports que l'on faisait sur son
état, et que l'on nous communiquait, soir et
matin, étaient satisfaisans et annonçaient une
fièvre bilieuse simple ; cependant le malade
mourut du sixième au septième jour: M. le
préfet ordonna que l'ouverture de ce cadavre
serait encore faite en présence des médecins qui
avaient été consultés pour les trois premiers
malades. Cette seconde ouverture cadavérique
présenta des résultats semblables à ceux de la
première, c'est-à-dire, que l'on trouva une grande quantité de matière noire dans l'estomac et
les intestins, et qu'on observa qu'une partie de
la muqueuse de ces viscères était d'une couleur rougeâtre.

Le lendemain de la mort de ce cinquième

rait impossible qu'aucun malade se glissât inaperçu. Ce
magistrat, homme de sens, et plein de candeur, sentit l'importance de nos observations, et s'empressa, en conséquence,
de les transmettre à MM. les Intendans sanitaires avec invitation de les examiner, et de voir s'il ne serait pas possible de perfectionner cette partie du service quarantenaire.
Ceux-ci prirent en grande considération l'invitation de ce
magistrat et se hâtèrent de délibérer, que les médecins attachés au Lazaret seraient chargés désormais d'examiner toutes
les personnes qui se trouveraient sur les bâtimens en quarantaine, avant leur mise en libre pratique: ce qui, depuis
lors, est exécuté avec la plus grande attention.

malade, un autre matelot se plaignit; il fut de suite transféré aux infirmeries : les rapports journaliers que l'on faisait sur son état étaient les mêmes que les précédens; c'était encore une maladie légère : toutefois la mort eut lieu du sixième au septième jour. L'ouverture du cadavre offrit les mêmes résultats que dans les cas précédens.

Le jour même de la mort du sixième malade, un *noir*, faisant partie de l'équipage, se trouva indisposé ; on l'envoya au Lazaret. Les rapports (1) que l'on faisait sur sa maladie ne différaient

(1) D'après la teneur de ces rapports, le lecteur doit voir facilement le peu d'accord qui existe entre le caractère de la maladie et sa terminaison : c'était une fièvre légère, et cependant, tous les malades mouraient. Mais ce qu'on ne sait pas et ce qu'il faut pourtant dire, c'est que, la vigilance de l'Intendance sanitaire s'étant trouvée en défaut, pour la première fois, depuis que le Lazaret existe, *quandoque dormitat Homerus*, elle ne voulait pas absolument que l'on crût que cette maladie était réellement la fièvre jaune d'Amérique : aussi l'opinion de ses médecins était-elle une opinion de commande. Ce n'était pas seulement le langage de ses médecins, dont elle se servait pour rendre sa cause bonne ; elle nous prêtait encore des intentions et des vues peu délicates ; mais notre intégrité, étant connue, rendit vaines toutes ces menées sourdes et tracassières.

Comme tôt ou tard la vérité triomphe de l'imposture, nous eûmes la satisfaction de recevoir du gouvernement, qui fit examiner cette affaire à Paris par des médecins, les remercîmens les plus flatteurs sur la conduite franche et

pas des autres; il mourut néanmoins du sixième au septième jour : ouverture du cadavre, mêmes résultats.

Après la mort de ce noir, on obligea le bâtiment, dont l'équipage composé de treize hommes, était réduit à sept, de quitter Marseille et de partir avec *patente brute.* On dit qu'il alla à *Barcelone* pour compléter le nombre des matelots qu'il lui fallait pour le service du bâtiment.

Nous terminons ici l'esquisse des ravages que fit la fièvre jaune d'Amérique, dont la cause doit être attribuée à l'infection (1) du bâtiment, qui, étant ensuite convenablement purifié, cessa enfin de donner la mort.

ferme que nous avions tenue dans cette circonstance. Ce qui augmenta encore cette satisfaction, ce fut l'aveu sincère des médecins du Lazaret, qui convinrent ensuite, en nous tendant une main amie, que la maladie de la *Colombia* était réellement la fièvre jaune d'Amérique, et que, dans leurs rapports, ils avaient été forcés de dire le contraire.

(1) Nous sommes porté à croire que, dans ce cas-ci, la fièvre jaune a pris naissance dans le bâtiment même, et que c'est par infection qu'elle s'est communiquée à l'équipage; par la raison que, lorsqu'il quitta la *Havane* d'où il venait, cette maladie n'y était pas. D'ailleurs nous avons plusieurs exemples par lesquels il est bien prouvé que cette maladie peut se développer dans les bâtimens qui font de longs voyages, et dans lesquels la propreté ne règne pas.

Pendant tout le tems que dura cette épidémie locale (1), aucune des personnes qui eurent des communications directes ou indirectes, ne contracta la maladie : ainsi , les médecins qui visitèrent les malades, les infirmiers qui les soignèrent , tant en ville qu'au Lazaret , et les chirurgiens qui firent l'ouverture des cadavres , tout le monde jouit d'une bonne santé durant et après l'épidémie.

Il est facile de voir par l'exposé des faits, qui, au besoin, pourraient être attestés par plus de dix mille témoins de notre population de 1802 ; il est facile de voir, disons-nous, que, dans ce cas-ci, la fièvre jaune d'Amérique n'a pas été *contagieuse* (2) , et que ce qui s'est passé à cette époque est entièrement en faveur des *non contagionistes.*

En rendant publique cette esquisse , nous nous sommes proposé deux choses ; la première a été de rassurer le public sur le *choléra-mor-*

(1) Cet pour la première fois que la fièvre jaune d'Amérique a paru en France , et qu'elle a été traitée hors des Lazarets.

(2) M. *Moreau de Jonès* publia , en 1825 , une enquête officielle sur la contagion de la fièvre jaune d'Amérique : parmi les époques où cette maladie s'est montrée contagieuse , il mit en tête celle dont nous venons de donner l'esquisse : le lecteur doit voir, par ce que nous venons de rapporter , combien ce militaire a été dans l'erreur.

bus indien , frère aîné de la fièvre jeune d'Amérique , laquelle ne trouvant pas d'alimens
suffisans pour se soutenir , borna ses ravages à
quelques individus et finit par s'éteindre d'elle-
même. Nous avons voulu ensuite constater un
fait que nous croyons digne d'occuper une place
dans l'histoire , comme pouvant contribuer pour
quelque chose à décider une question vitale qui
intéresse tout-à-la-fois, l'art de guérir et le
commerce. *Hoc cur , philete , scripserim , pul-
chrè vides.*

DISCOURS

SUR LA SOBRIÉTÉ.

Dans nos articles précédens, nous avons si-
gnalé, en passant seulement, la sobriété comme
étant très-utile pour se garantir des différentes
maladies qui peuvent se manifester dans le courant de l'année : dans l'article suivant qui termine notre opuscule, en confirmant tout ce que
nous avons dit sur ce point, nous essaierons de
démontrer combien cette règle de l'hygiène in-
flue sur la santé du corps et de l'esprit, et combien son inobservance est nuisible à la société
et à la morale publique. Nous fournirons les preuves de ce que nous avancerons à cet égard, et
nous les environnerons de tableaux dont le lecteur pourra facilement apprécier les différentes
couleurs. Nous désirons que ce faible travail
puisse le contenter.

En venant au monde, l'enfant a besoin d'une
alimentation douce et légère, pour soutenir et
développer les organes destinés à entretenir et
à répandre, dans toute l'économie, le feu sacré
de la vie. Depuis le sevrage jusqu'à la puberté, il
est soumis à une manière de vivre plus large,

mais qui, par une surveillance continuelle, ne saurait jeter le trouble dans l'organisme, et rarement il s'écarte de cette règle salutaire jusqu'à l'adolescence.

Dans ces différentes périodes de la vie, il ne prend d'alimens que ce qu'il faut pour son accroissement ; mais il n'en est pas de même lorsqu'il est devenu adulte ; alors, en butte aux diverses passions qui se montrent chez lui, il s'y livre avec plus ou moins de véhémence selon le tempérament dont il est doué et l'éducation qu'il a reçue. La raison, qui devrait le rendre modéré dans tous ses appétits, ne lui sert de rien et, souvent, il est au-dessous de l'animal qui, guidé par le seul instinct, s'arrête lorsque le besoin est satisfait : aussi est-il plus sujet aux maladies que celui-ci.

Parmi les plaisirs qui séduisent le plus à cet âge, on doit mettre au premier rang celui de la table : il a d'autant plus d'attrait, que l'on peut le renouveler souvent. Il est bien difficile que l'homme riche et même celui qui n'a que de l'aisance usent sobrement d'un pareil plaisir, et ne se laissent entraîner l'un et l'autre dans des excès toujours nuisibles à la santé.

Celui qui ne sait point résister à une alimentation trop abondante et qui l'accompagne d'une grande quantité de boissons alcooliques, est ex-

posé à une foule de maladies: en effet, lorsque
l'estomac se trouve surchargé d'alimens, le chyle
étant trop abondant, traverse avec peine les
vaisseaux absorbans et jette le trouble dans leurs
fonctions si nécessaires à l'exercice des organes
de la nutrition et aux opérations assimilatrices.
Il s'établit alors, dans toute l'économie, une excitation violente et une exubérance de vitalité
dont les résultats donnent naissance à des fièvres de divers caractères, à des apoplexies (1)

(1) Il y a deux sortes d'apoplexie, l'apoplexie héréditaire
et l'apoplexie acquise. La dernière est ordinairement causée
par l'intempérance ou par les affections morales : l'une et
l'autre se manifestent dans la vieillesse et quelquefois au
moyen âge. Elles peuvent attaquer , ainsi que nous le
voyons chaque jour , les individus ayant un petit chef avec
un cou long , ainsi que ceux à grosse tête et à cou court,
les personnes qui ont de l'embonpoint et celles qui sont mai-
gres, les hommes d'esprit, comme les sots , les gens de cabinet comme les paysans. Elles sont ou foudroyantes ou
lentes : lorsqu'elles sont foudroyantes, elles tuent en quelques minutes ou en quelques heures, c'est la mort *des heureux*, quand on est sans reproche. Lorsqu'elles sont lentes ,
elles durent des mois , des années , laissant après elles des
membres paralysés ; à ces infirmités vient souvent se
joindre l'abolition des facultés intellectuelles. Personne ne
doit désirer un pareil reste d'existence , ni pour soi , ni
pour ses amis.

Nous entendons dire tous les jours que l'apoplexie est
plus fréquente aujourd'hui qu'elle ne l'était jadis. On nous
a demandé souvent notre opinion sur ce sujet : nous avons

et à des engorgemens dans les principaux viscères ; affections morbides qui, lorsqu'elles ne
tuent pas d'abord, laissent souvent après elles
un état de langueur et rendent par là l'existence
pénible. Ceux qui ne sont pas atteints de pareilles maladies, ne sauraient échapper à une
foule d'infirmités qui sont toujours funestes :
voyez ce commensal de *Milon de Crotone*, avec
son menton à triple étage et son énorme *épi-*

répondu que nous croyons effectivement que cette maladie
se présente plus souvent à-présent qu'elle ne le faisait autrefois. Cela vient, selon nous, de ce que, aux causes ordi-
naires qui la produisent, il en est survenu de nouvelles ;
de ce nombre sont, les chagrins, les inquiétudes occasionnées par le renversement des fortunes, la perte des emplois
par suite des événemens politiques : ces causes morales,
moins fréquentes anciennement, sont devenues plus communes de nos jours : elles doivent nécessairement contribuer
pour beaucoup à causer cette maladie et bien d'autres.

En effet, il n'y a rien qui tende plus à la destruction
de notre machine, que les chagrins poignans et les affections profondes de l'âme : aussi, est-il bien prouvé que
*les trois quarts des humains passent de ce monde-ci
dans l'autre par la porte morale.* Quoique bien avant
notre révolution, les affections morales ne fussent pas aussi
communes qu'elles le sont à-présent, toutefois l'apoplexie se
manifestait assez souvent : pour se convaincre de cela, on
n'a qu'à lire les lettres de madame de *Sévigné*, dans lesquelles on verra que tantôt c'est madame la comtesse de ***
qui a été subitement frappée d'apoplexie en allant au bal,
et tantôt M. le chanoine ***, en sortant de table.

ploon(1)! Vous croyez qu'il jouit d'une santé par-
faite; vous vous trompez : assistez à son lever
et vous serez témoin de l'extrême difficulté qu'il
éprouve à se débarrasser d'une grande quantité
de glaires qui vont l'étouffer. Suivez-le, dans
le jour, et vous l'entendrez se plaindre des dou-
leurs atroces que lui cause la goutte.

Et ce zélé disciple de *Bacchus* avec sa face
rubiconde, à quelles incommodités n'est-il pas
condamné? Faisant de son estomac une lampe
ardente, qu'il a soin d'entretenir et d'aviver,
les irradiations de ce foyer vont enflammer, des-
sécher et tarir les sources de la vie : de là des
gastrites, des *gastro-entérites* chroniques, le
marasme, les enflures et la mort qui est ordinairement prématurée : car il est bien reconnu que
de tels hommes ne poussent pas loin leur carrière,
et qu'ils deviennent vieux lorsqu'ils sont encore
jeunes d'années; et si quelques-uns surmontent
le niveau commun, ils ne sortent de la foule
que pour aller s'éteindre quelques toises plus
haut. Que de maux la gloutonnerie n'entraîne-
t-elle pas après elle! elle est plus meurtrière que
le glaive : *plùs occidit gula quàm gladius.*

(1) L'*épiploon* est regardé comme une extension du péritoine, mot dont nous avons déjà donné la signification. Il
présente des flocons graisseux qui sont considérables chez
les individus ventrus.

Que nous importe, disent les gourmands, de compter peu d'années, pourvu que nous jouissions du plaisir de la table ! Que la vie soit courte, ajoutent-ils, mais qu'elle soit bonne ; mourir n'est rien, ce n'est que notre dernière heure, eh ! ne faut-il pas que nous mourions ?

Ce langage est tout-à-fait illusoire : car quoique la plupart des gloutons vivent peu, ils ne sont pas exempts de maux ; ils ont beau crier, jouir ou mourir : après avoir joui, il faut qu'ils vivent encore et qu'ils souffrent ; tel est le chapitre des compensations.

Les excès de la table ne nuisent pas seulement aux facultés physiques ; mais ils portent encore une altération profonde dans les facultés intellectuelles, surtout chez les grands buveurs ; aussi sont-ils, en général, peu propres aux travaux du cabinet, et leurs productions se ressentent-elles toujours de la presque nullité des perceptions de l'âme. Comment, en effet, leur cerveau pourrait-il enfanter quelque chose de solide et digne d'honorer, tout-à-la-fois, leur patrie et leur siècle, alors qu'il a perdu toute son énergie, et qu'il se trouve dans une espèce d'engouement : *mens sana in corpore sano.* Il est donc bien difficile qu'ils excellent dans leur profession, ou qu'ils se fassent remarquer dans la république des lettres : ils sont d'ailleurs in-

constans dans leurs affections et manquent de
cette fermeté si nécessaire, pour garantir le succès d'une entreprise.

Si l'intempérance dans le boire et dans le
manger est nuisible aux facultés intellectuelles,
elle ne l'est pas moins à la société et à la morale
publique.

En jetant un coup d'œil sur l'histoire, nous
voyons que la décadence des romains a été occa-
sionnée en partie, par un pareil vice : ce peuple, qui avait vaincu et subjugué presque le
monde entier, devint lui-même esclave de la
mollesse, perdit par là toute sa force et ternit
sa gloire. Sous le règne des empereurs, la gloutonnerie était portée à un tel point qu'il serait
difficile de le croire, si des faits authentiques
n'en garantissaient la vérité. *Vitellius*, l'un des
célèbres gourmands de ce tems-là, dépensait
des sommes immenses pour sa table : il est rap-
porté qu'un seul repas lui coûta deux cent mille
francs.

Le trop fameux *Héliogabale* a été encore plus
loin : chaque repas qu'il faisait coûtait à l'état
huit cent mille francs : ce monstre gourmand,
dont la vie est un tissu d'horreurs, faisait, quelquefois, ajouter à ses mets certaines substances
que nous nous garderons bien de signaler pour
ne pas soulever l'indignation du lecteur. *Vitellius*

et lui avaient mis à la mode la dégoûtante habitude de se gorger d'alimens, pour les vomir ensuite, et recommencer la gloutonnerie. Une pareille conduite ne pouvait que nuire à l'Etat et à la morale publique.

Mais qu'avons-nous besoin de remonter à des époques si reculées pour démontrer cette vérité; ce qui se passe journellement sous nos yeux, ne suffit-il pas pour nous en convaincre? Qui ignore les crimes qui se commettent à la suite des orgies? Aujourd'hui, ce sont des assassinats envers des particuliers; demain, des complots ourdis contre la chose publique, et lorsqu'elles n'amènent pas de pareils attentats, elles soulèvent ou font naître d'autres passions qui engloutissent les fortunes et jettent dans l'abrutissement.

Ce tableau, que nous pourrions étendre davantage, n'est pas une *utopie*: il serait facile de signaler encore plusieurs de ces *Vitellius* modernes qui, ayant vécu dans la crapule, dévoré leur patrimoine, et quelquefois celui des autres, n'ont laissé pour tout héritage qu'un assemblage de vices.

Nous venons de voir que les excès de la table sont nuisibles à la santé du corps et de l'esprit, à la société et à la morale publique, en détruisant l'unité d'action d'organes divers qui concourent à l'entretien d'une même vie, et en soulevant les passions, dont les résultats sont l'oubli des devoirs et la corruption.

Maintenant, il nous reste à démontrer l'heureuse influence de la sobriété sous ces différens rapports.

L'homme en sortant des mains de la nature, se trouve entouré d'une foule d'agens qui tendent sans cesse à détruire sa frêle machine, et, quoiqu'il se tienne en garde contre eux, il ne lui est pas facile d'éviter leur influence nuisible: comment peut-il, par exemple, se soustraire entièrement aux changemens brusques de l'atmosphère ? Se sent-il assez fort pour supporter, sans pâlir, les revers de la fortune ? Dépend-il de lui de parer les coups que porte soudainement aux entrailles une frayeur inopinée? Et ne reçoit-il pas de tout cela une impression plus ou moins fàcheuse pour la santé. Cela ne saurait être autrement ; et fût-il couvert de l'impénétrable égide de *Minerve,* et imbu du plus pur *stoïcisme,* il paierait toujours un certain tribut à la sensibilité.

Mais parmi les autres causes capables de nuire à la santé, il en est que nous pouvons combattre efficacement: telle est, par exemple, celle qui résulte de la trop grande quantité d'alimens et de boissons : nous y parviendrons d'autant plus facilement, que nous attacherons plus de prix à conserver la bonne constitution que nous avons

*

reçue, à soutenir celle qui est naturellement ou accidentellement débile, et à jouir de toute la plénitude de nos facultés intellectuelles.

Lorsqu'on voit les choses comme elles sont réellement, on est forcé de convenir que le véritable bonheur consiste à jouir d'une bonne santé, à être doué d'un esprit juste, pour distinguer le vrai du faux, et à posséder quelque bien, c'est-à-dire, une fortune médiocre, qui, comme l'a dit *Horace*, est préférable aux grandes richesses : *aurea mediocritas*.

De ces trois choses, la plus essentielle, est, sans contre dit, la santé qui dépend quelquefois de nous, tandis que les deux autres sont très-souvent l'effet du hasard. Il faut donc mettre en usage les divers moyens qui sont en notre pouvoir pour la conserver, et le meilleur de tous, c'est la tempérance dans le boire et dans le manger.

Quand on ne prend que la quantité de nourriture nécessaire, pour soutenir les forces du corps et réparer les pertes qu'il fait journellement, on est assuré que les digestions sont bonnes et que l'assimilation se fait bien : alors les vaisseaux destinés à charier et à distribuer les sucs réparateurs, dans les différens organes, ne sont ni trop irrités, ni trop embarrassés, et chaque partie de l'économie ne reçoit que ce

qu'il faut pour remplir les fonctions que la na
ture lui a assignées : c'est ainsi que l'organisme
n'est point troublé et que les passions ont moins
d'empire. C'était sous ce dernier rapport, que les
anciens législateurs avaient défendu expressé-
ment l'usage de certaines viandes, et ordonné
la tempérance ; quiconque s'en écartait était
sévèrement puni : aussi les peuples d'alors
avaient-ils des mœurs plus régulières et étaient-
ils moins sujets aux maladies que les peuples
modernes.

Moïse, en prohibant, chez les *Hébreux,* les
alimens tirés de plusieurs espèces d'animaux,
avait établi une grande uniformité dans le régime de vie et forcé, pour ainsi dire, le peuple
de Dieu à la sobriété.

Chez les *Grecs, Lycurgue, Pythagore* et
Platon, dans les institutions qu'ils avaient données à ces divers peuples, avaient mis au premier
rang la sobriété comme devant contribuer au
maintien de la santé du corps et de l'esprit : ils
en faisaient un des principaux points de l'éducation publique; non-seulement on exigeait que
les enfans fussent sobres, mais encore on les
accoutumait à supporter la faim : par cette
manière de vivre, les privations auxquelles ils
étaient assujettis et l'exercice qu'on leur faisait
faire, on avait des citoyens forts et robustes,

formant une race de héros, tels les Spartiates, qui, avec un peu de sauce noire, pour toute nourriture, ont rendu leur nom à jamais célèbre.

Chez les *Perses*, la sobriété faisait encore partie de l'éducation et était généralement mise en pratique ; leur principale nourriture était du *cresson* et du pain.

Plus tard, en Europe, lors de l'établissement du christianisme, la sobriété était prescrite comme un moyen capable d'influer sur la santé du corps et de l'âme ; elle est encore fortement recommandée aujourd'hui, sous ce double rapport, par les ministres de différentes sectes, qui tous ne cessent de répéter, *sobrii estote.* Il n'est aucune religion dans laquelle la tempérance ne soit regardée et conseillée comme très-utile pour la conservation des mœurs, et, si dans chacune d'elles, on a vu et on voit encore des prodiges de vertu, il faut les considérer comme étant le résultat de la manière de vivre simple et frugale qui y est ordonnée et observée rigoureusement.

Les philosophes de tous les âges et de tous les pays, quoique regardant le monde comme un point et les siècles comme un instant, ont conseillé et mis souvent en pratique la sobriété : il n'en est pas un seul qui ne l'ait préconisée comme un excellent moyen pour maintenir l'harmonie dans les facultés physiques et morales, et pour exercer ces facultés avec le plus grand avantage.

Il est donc bien prouvé par le raisonnement et l'observation, l'un fondé sur la connaissance des lois qui régissent l'économie, et l'autre sur des faits nombreux fournis par l'histoire de tous les tems, il est bien prouvé, disons-nous, que la sobriété a une heureuse influence sur la santé corporelle et spirituelle : elle doit donc être mise en pratique par ceux, qui, ayant reçu de la nature une bonne constitution, veulent la conserver; par ceux, qui, étant d'un tempérament débile, désirent ne pas l'altérer encore; par ceux, qui, adonnés aux travaux du cabinet, ou cultivant les arts libéraux, sont jaloux de se signaler dans leur profession et qui aspirent à la célébrité, et enfin par les personnes infirmes et les vieillards, qui, attachés à la vie, tiennent à en reculer les bornes, à rendre leur existence moins pénible et à trouver parfois quelques fleurs sur le reste du chemin qu'ils ont à parcourir.

L'homme naturellement bien constitué, et qui veut couler des jours heureux et tranquilles, doit nécessairement être sobre; il n'a pas besoin, pour cela, de suivre rigoureusement le précepte de M. *Harpagon*, qui dit, *qu'il faut manger pour*

vivre et non pas vivre pour manger : les extrêmes
se touchent : le trop et le trop peu ne valent
rien : *modus est in rebus*, a dit le *prince lyri-
que* latin : il faut donc se nourrir convenablement et selon ses besoins.

Au reste, ce précepte, que l'on critique chez
les avares, peut être trouvé excellent par ceux
qui, n'ayant pas la passion d'entasser, tiennent
à jouir d'une bonne santé : car enfin, il est selon la nature, de manger pour vivre, et c'est
s'en écarter que de vouloir vivre pour manger ;
parce qu'alors, ordinairement, on mange trop ;
aussi, est-il d'observation constante, que les
hommes qui vivent plus long-tems et présentent
plus de forces réelles, sont ceux qui observent le
plus la sobriété. Voyez les *Arabes ;* la nourriture que la plupart d'entr'eux prennent, ne
passe pas dix onces par jour ; cependant ils
jouissent d'une bonne santé, d'une longue vie
et d'une nombreuse postérité.

S'il est avantageux pour l'homme bien constitué d'être sobre, il l'est bien plus encore pour
celui qui est d'une faible complexion : celui-ci
est déjà assez malheureux que la nature l'ait
mal servi, pour ne pas rendre son état pire par
une diète désordonnée : il faut donc qu'il s'observe à cet égard : car, la moindre faute pourrait amener de fâcheux résultats ; tandis qu'en

proportionnant la nourriture à ses besoins, il peut vivre assez agréablement , et même , à l'exemple du chevalier *Cornaro* (1), pousser loin sa carrière.

Celui qui est travaillé d'une infirmité , résultant d'un organe essentiel à l'existence profondément lésé, peut , quelquefois, s'en délivrer au moyen d'une alimentation peu abondante et légère. Dans la première et terrible révolution que nous avons traversée , n'avons-nous pas vu des personnes qui , ayant contracté des maladies occasionnées par l'intempérance, en ont été guéries par la sobriété à laquelle les circonstances les avaient forcé de se soumettre, et ont joui ensuite d'une excellente santé? Tel est ce grand personnage du *Languedoc ,* que des excès de table avait réduit aux abois. par une goutte cruelle qui avait envahi presque toutes les articulations. Prévoyant les malheurs dont la France était menacée , et quoique perclus , il résolut d'émigrer : bientôt après qu'il fut chez l'étranger , on rendit un décret par lequel tous

(1) Ce chevalier, né à Venise, en 1467, ayant toujours été valétudinaire et menacé d'infirmités chroniques jusqu'à l'âge de quarante ans, résolut, à cette époque, de suivre rigoureusement les règles de la sobriété, et de ne jamais s'écarter du régime qu'il se prescrivit : par ce moyen, il poussa sa carrière jusqu'à cent ans.

les biens des Français qui avaient quitté leur pays étaient confisqués : notre goutteux, se voyant privé de toute espèce de ressource, la frugalité dut nécessairement présider à tous ses repas. Ayant vécu ainsi pendant environ six ans, il recouvra la santé et put revenir ensuite retrouver ses dieux pénates. Quoiqu'on l'eût dépouillé entièrement de son patrimoine, il se crut très-heureux, et il le fut effectivement; parce qu'il était délivré de sa goutte.

Les vieillards qui désirent rendre leur existence agréable et jouir de quelque bonheur, ne sauraient y parvenir sans une stricte sobriété; ils éviteront par là les indigestions qui sont si funestes à leur âge, et, quoiqu'il ne soit pas en leur pouvoir de jeter l'ancre dans le fleuve de la vie, toutefois ils pourront éloigner le terme fatal, et, armés des agrémens de l'éducation, il n'y aura point d'hiver pour eux.

Quant aux personnes qui se livrent aux travaux du cabinet, elles ne doivent pas non plus céder trop facilement au plaisir de la table : elles s'exposeraient non-seulement à contracter des maladies, mais encore à perdre les talens que la nature leur a départis : en faisant un usage immodéré d'alimens et de boissons, leurs facultés, qui sembleraient d'abord en recevoir une excitation avantageuse, finiraient par

s'émousser tout-à-fait et ne produire plus rien
de bon : aussi est-il bien rare de voir sortir de
la plume de ces hommes-là des ouvrages de génie et dignes de passer à la postérité.

Certes, la médecine ne jouirait pas des précieux trésors d'*Hippocrate*, si ce divin vieillard
n'avait observé la sobriété; ni la chaire de ceux
de *Bourdaloue*, de *Massillon* : la législation
ne posséderait pas les chefs-d'œuvre de *Mon-
tesquieu;* le théâtre, ceux de *Corneille*, de
Molière, de *Racine*, de *Voltaire;* l'histoire
naturelle et la philosophie, ceux de *Descartes*,
de *Bacon*, de *Buffon*, de *Newton*, de *Pascal*,
de *Fénélon* : la peinture ne s'énorgueillirait
pas des immortels tableaux de *Raphaël* et de
Michel-Ange. Non, ces grands hommes n'auraient pas enfanté de pareils prodiges, si, cédant
aux attraits de l'art culinaire, ils s'étaient constamment gorgés d'alimens et livrés, sans mesure,
aux fumées des vins généreux.

Mais, il nous semble entendre les grands
amateurs de la gastronomie et les amis ardens
de *Bacchus* s'écrier : hé ! comment peut-on être
toujours sobre sans provoquer le dégoût et l'en-
nui qui naissent de l'uniformité? Et n'est-il pas
avantageux, pour la santé, de s'écarter quelquefois de cette règle monotone ? Le père de la
médecine l'a conseillé ainsi.

*

A cela nous répondons et nous disons : la sobriété ne consiste pas à se nourrir toujours des
mêmes alimens , mais seulement à n'en prendre
que la quantité nécessaire, pour soutenir les forces du corps et réparer les pertes qu'il éprouve
continuellement. L'homme sobre peut varier sa
nourriture , mais le meilleur des plats , celui
qui lui manque rarement, c'est l'appétit , qu'il
n'excite pas par des moyens factices : autrement
il s'exposerait à franchir les limites au-delà des-
quelles il ne trouverait que le désordre dans la
santé : ce n'est pas qu'il doive vivre comme un
anachorète, et qu'il ne puisse, de tems en tems ,
outre-passer la règle ordinaire ; il est bon même
qu'il s'en écarte, quelquefois, un peu ; mais non
pas de la manière dont on veut le faire dire à
l'oracle de *Cos ,* dans les œuvres duquel on ne
trouve nullement la maxime que l'on prétend
lui appartenir : en effet, comment est-il possible que ce sublime génie, ce profond observa-
teur, ait conseillé de jeter, une fois par mois,
le trouble dans l'économie par une ingestion
trop abondante d'alimens et de boissons alcooliques, et provoquer ainsi des causes de maladies :
il aurait reconnu par là que les excès peuvent
être salutaires ; tandis que, dans tous ses écrits,
il prescrit la modération en toute chose , comme
étant conforme aux lois de la nature : *Cibus ,*

potus, Venus, dit-il, *omnia moderata :* ainsi une pareille maxime ne doit point être attribuée à ce grand homme, mais bien à quelques médicastres et aux zélateurs de la gloutonnerie et de l'ivrognerie.

Outre les avantages que nous venons de signaler, résultant de la sobriété, nous pourrions, si les bornes d'un discours nous le permettaient, en indiquer beaucoup d'autres. Nous montrerions l'homme sobre dans certaines positions critiques de sa vie où les chances du succès doivent être en sa faveur : par exemple, qu'il survienne une épidémie grave, avec sa manière de vivre, il sera moins susceptible d'en être atteint, et, s'il n'en était pas respecté, elle deviendrait moins dangereuse pour lui : qu'il éprouve un revers de fortune, ou qu'une grande injustice vienne essayer de le faire sortir de son caractère; jouissant de la plénitude de ses facultés, toutes choses égales d'ailleurs, il supportera les coups de l'une avec plus de résignation, et il montrera une tranquillité imperturbable dans l'autre; de sorte qu'on peut lui appliquer ces deux vers du chantre de *Tibur :*

> *Si fractus illabatur orbis,*
> *Impavidum ferient ruinæ.*

Nous le montrerions encore ayant ; si l'on

peut parler ainsi, des mœurs plus littéraires et étant plus propre aux recherches; ses facultés physiques et morales présentant un concours réciproque d'action plus conforme à l'unité et à la simplicité des lois de la nature, et goûtant mieux le plaisir qu'il y a dans les nobles occupations de l'esprit, dans les affections bienveillantes, et dans les jouissances de soi-même.

D'après ce qui vient d'être dit, il est facile de voir quels sont les nombreux avantages de la sobriété, et qu'il est peu de professions dans lesquelles elle ne doive être observée par ceux qui sont jaloux de les exercer noblement et avec succès : ainsi, elle est nécessaire aux magistrats et aux juges : sans elle les droits des citoyens, leur fortune, leur tranquillité et leur vie peuvent être compromis. Les médecins, les avocats et tous ceux qui ont des rapports directs avec le public, ne sauraient s'en dispenser, s'ils veulent s'acquitter dignement de leurs devoirs et occuper un rang distingué dans leur classe respective : enfin, quiconque aspire à jouir des douceurs de la vie y parviendra difficilement sans la sobriété; parce que la source du vrai bonheur étant dans l'absence de la douleur physique et morale, et dans la vertu, il est impossible de le trouver à la suite de l'intempérance.

Soyons donc sobres , si nous voulons conserver la santé, rendre notre organisation favo-
rable à la pensée , contribuer au maintien de la
morale publique, et être heureux : la première
deviendra inaltérable ; la seconde acquerra de
la perfection , et notre bonheur sera grand , si
nous ajoutons à la sobriété un exercice convenable , beaucoup de gaîté et peu d'ambition :

(1) ..... A peu de frais, amis vivons contens;
Il faut si peu pour l'homme et pour si peu de tems.
Regardez ces cyprès : pourquoi , sur le rivage ,
Tant de vivres, d'apprêts, pour deux jours de voyage ?

(1) *Ducis.*

FIN.